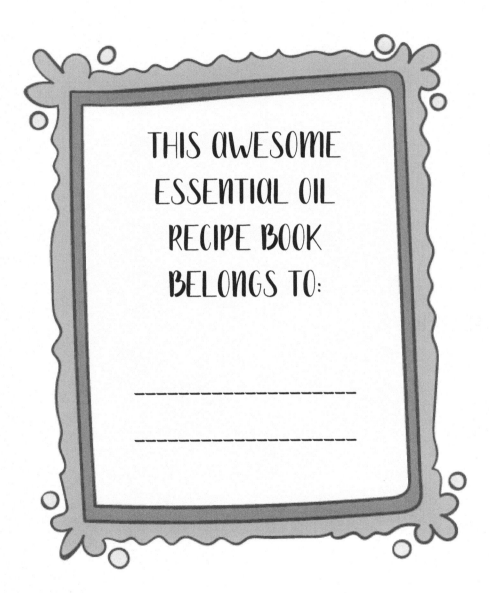

THIS AWESOME
ESSENTIAL OIL
RECIPE BOOK
BELONGS TO:

_____

_____

RECIPE:

INGREDIENTS:

DIRECTIONS:

USES:

RECIPE: _____

INGREDIENTS: _____

_____

_____

_____

_____

_____

_____

_____

DIRECTIONS: _____

_____

_____

_____

_____

_____

_____

_____

USES: _____

_____

_____

RECIPE:

INGREDIENTS:

DIRECTIONS:

USES:

RECIPE: _____

INGREDIENTS:
_____
_____
_____
_____
_____
_____
_____
_____
_____

DIRECTIONS:
_____
_____
_____
_____
_____
_____
_____
_____

USES:
_____
_____

RECIPE: _____

INGREDIENTS: _____
_____
_____
_____
_____
_____
_____
_____

DIRECTIONS: _____
_____
_____
_____
_____
_____
_____
_____

USES: _____
_____
_____

RECIPE: _____

INGREDIENTS:
_____
_____
_____
_____
_____
_____
_____
_____
_____

DIRECTIONS:
_____
_____
_____
_____
_____
_____
_____
_____

USES:
_____
_____

RECIPE:

_____

INGREDIENTS:

_____
_____
_____
_____
_____
_____
_____
_____
_____

DIRECTIONS:

_____
_____
_____
_____
_____
_____
_____
_____
_____

USES:

_____
_____

RECIPE: _____

INGREDIENTS: _____
_____
_____
_____
_____
_____
_____
_____
_____

DIRECTIONS: _____
_____
_____
_____
_____
_____
_____
_____
_____

USES: _____
_____
_____

RECIPE: _____

INGREDIENTS: _____

_____

_____

_____

_____

_____

_____

_____

DIRECTIONS: _____

_____

_____

_____

_____

_____

_____

USES: _____

_____

_____

RECIPE: _____

INGREDIENTS: _____

_____

_____

_____

_____

_____

_____

_____

_____

_____

DIRECTIONS: _____

_____

_____

_____

_____

_____

_____

_____

_____

_____

USES: _____

_____

_____

RECIPE: _____

INGREDIENTS: _____

_____

_____

_____

_____

_____

_____

_____

_____

DIRECTIONS: _____

_____

_____

_____

_____

_____

_____

_____

_____

USES: _____

_____

_____

RECIPE: _____

INGREDIENTS:
_____
_____
_____
_____
_____
_____
_____
_____
_____

DIRECTIONS:
_____
_____
_____
_____
_____
_____
_____
_____
_____

USES:
_____
_____

RECIPE:

INGREDIENTS:

DIRECTIONS:

USES:

RECIPE:

INGREDIENTS:

DIRECTIONS:

USES:

RECIPE:

INGREDIENTS:

DIRECTIONS:

USES:

RECIPE: _____

INGREDIENTS: _____
_____
_____
_____
_____
_____
_____
_____
_____
_____

DIRECTIONS: _____
_____
_____
_____
_____
_____
_____
_____
_____

USES: _____
_____
_____

RECIPE:

INGREDIENTS:

DIRECTIONS:

USES:

RECIPE: _____

INGREDIENTS:

_____
_____
_____
_____
_____
_____
_____
_____

DIRECTIONS:

_____
_____
_____
_____
_____
_____
_____
_____

USES:

_____
_____

RECIPE: _____

INGREDIENTS: _____
_____
_____
_____
_____
_____
_____
_____
_____

DIRECTIONS: _____
_____
_____
_____
_____
_____
_____
_____

USES: _____
_____
_____

RECIPE:

INGREDIENTS:

DIRECTIONS:

USES:

RECIPE:

INGREDIENTS:

DIRECTIONS:

USES:

RECIPE:

INGREDIENTS:

DIRECTIONS:

USES:

RECIPE:

INGREDIENTS:

DIRECTIONS:

USES:

RECIPE: _____

INGREDIENTS: _____

_____

_____

_____

_____

_____

_____

_____

_____

DIRECTIONS: _____

_____

_____

_____

_____

_____

_____

_____

USES: _____

_____

_____

RECIPE: _____

INGREDIENTS: _____

_____
_____
_____
_____
_____
_____
_____
_____
_____

DIRECTIONS: _____

_____
_____
_____
_____
_____
_____
_____
_____

USES: _____

_____
_____

RECIPE:

INGREDIENTS:

DIRECTIONS:

USES:

RECIPE:

INGREDIENTS:

DIRECTIONS:

USES:

RECIPE: _____

INGREDIENTS:

_____
_____
_____
_____
_____
_____
_____
_____
_____

DIRECTIONS:

_____
_____
_____
_____
_____
_____
_____
_____

USES:

_____
_____

RECIPE:

_____

INGREDIENTS:
_____
_____
_____
_____
_____
_____
_____
_____
_____

DIRECTIONS:
_____
_____
_____
_____
_____
_____
_____
_____
_____

USES:
_____
_____

RECIPE:

INGREDIENTS:

DIRECTIONS:

USES:

RECIPE:

INGREDIENTS:

_____

_____

_____

_____

_____

_____

_____

DIRECTIONS:

_____

_____

_____

_____

_____

_____

USES:

_____

_____

RECIPE:

_____

INGREDIENTS:

_____
_____
_____
_____
_____
_____
_____
_____
_____
_____

DIRECTIONS:

_____
_____
_____
_____
_____
_____
_____
_____
_____

USES:

_____
_____

RECIPE: _____

INGREDIENTS: _____

_____

_____

_____

_____

_____

_____

_____

_____

_____

DIRECTIONS: _____

_____

_____

_____

_____

_____

_____

_____

_____

_____

USES: _____

_____

_____

RECIPE:

INGREDIENTS:

DIRECTIONS:

USES:

RECIPE: _____

INGREDIENTS: _____

_____
_____
_____
_____
_____
_____
_____
_____
_____

DIRECTIONS: _____

_____
_____
_____
_____
_____
_____
_____
_____

USES: _____

_____
_____

RECIPE: _____

INGREDIENTS: _____
_____
_____
_____
_____
_____
_____
_____
_____

DIRECTIONS: _____
_____
_____
_____
_____
_____
_____
_____

USES: _____
_____
_____

RECIPE: _____

INGREDIENTS:

_____
_____
_____
_____
_____
_____
_____
_____

DIRECTIONS:

_____
_____
_____
_____
_____
_____
_____
_____

USES:

_____
_____

RECIPE:

INGREDIENTS:

DIRECTIONS:

USES:

RECIPE:

INGREDIENTS:

DIRECTIONS:

USES:

RECIPE: _____

INGREDIENTS:
_____
_____
_____
_____
_____
_____
_____
_____

DIRECTIONS:
_____
_____
_____
_____
_____
_____
_____

USES:
_____
_____

RECIPE:

INGREDIENTS:

DIRECTIONS:

USES:

RECIPE:

INGREDIENTS:

DIRECTIONS:

USES:

RECIPE:

_____

INGREDIENTS:

_____
_____
_____
_____
_____
_____
_____
_____
_____

DIRECTIONS:

_____
_____
_____
_____
_____
_____
_____
_____

USES:

_____
_____

RECIPE: _____

INGREDIENTS: _____

_____

_____

_____

_____

_____

_____

_____

_____

DIRECTIONS: _____

_____

_____

_____

_____

_____

_____

_____

_____

USES: _____

_____

_____

RECIPE: _____

INGREDIENTS: _____
_____
_____
_____
_____
_____
_____
_____
_____
_____

DIRECTIONS: _____
_____
_____
_____
_____
_____
_____
_____
_____

USES: _____
_____
_____

RECIPE:

INGREDIENTS:

DIRECTIONS:

USES:

RECIPE:

_____

INGREDIENTS:

_____
_____
_____
_____
_____
_____
_____
_____
_____

DIRECTIONS:

_____
_____
_____
_____
_____
_____
_____
_____

USES:

_____
_____

RECIPE: _____

INGREDIENTS:

_____
_____
_____
_____
_____
_____
_____
_____
_____

DIRECTIONS:

_____
_____
_____
_____
_____
_____
_____
_____

USES:

_____
_____

RECIPE: _____

INGREDIENTS: _____

_____
_____
_____
_____
_____
_____
_____
_____

DIRECTIONS: _____

_____
_____
_____
_____
_____
_____
_____
_____

USES: _____

_____
_____

RECIPE: _____

INGREDIENTS:

_____

_____

_____

_____

_____

_____

_____

_____

_____

DIRECTIONS:

_____

_____

_____

_____

_____

_____

_____

_____

USES:

_____

_____

RECIPE: _____

INGREDIENTS: _____
_____
_____
_____
_____
_____
_____
_____
_____

DIRECTIONS: _____
_____
_____
_____
_____
_____
_____
_____
_____

USES: _____
_____
_____

RECIPE:

INGREDIENTS:

DIRECTIONS:

USES:

RECIPE:

_____

INGREDIENTS:

_____
_____
_____
_____
_____
_____
_____
_____

DIRECTIONS:

_____
_____
_____
_____
_____
_____
_____
_____

USES:

_____
_____

RECIPE: _____

INGREDIENTS: _____
_____
_____
_____
_____
_____
_____
_____
_____

DIRECTIONS: _____
_____
_____
_____
_____
_____
_____
_____
_____

USES: _____
_____
_____

RECIPE:

INGREDIENTS:

DIRECTIONS:

USES:

RECIPE: _____

INGREDIENTS: _____

_____
_____
_____
_____
_____
_____
_____
_____

DIRECTIONS: _____

_____
_____
_____
_____
_____
_____
_____
_____

USES: _____

_____
_____

RECIPE: _____

INGREDIENTS: _____
_____
_____
_____
_____
_____
_____
_____
_____
_____

DIRECTIONS: _____
_____
_____
_____
_____
_____
_____
_____
_____
_____

USES: _____
_____
_____

RECIPE:

INGREDIENTS:

DIRECTIONS:

USES:

RECIPE: _____

INGREDIENTS: _____

_____
_____
_____
_____
_____
_____
_____
_____

DIRECTIONS: _____

_____
_____
_____
_____
_____
_____
_____
_____

USES: _____

_____
_____

RECIPE: _____

INGREDIENTS: _____
_____
_____
_____
_____
_____
_____
_____
_____
_____

DIRECTIONS: _____
_____
_____
_____
_____
_____
_____
_____
_____

USES: _____
_____
_____

RECIPE:

INGREDIENTS:

DIRECTIONS:

USES:

RECIPE: _____

INGREDIENTS: _____
_____
_____
_____
_____
_____
_____
_____
_____
_____
_____

DIRECTIONS: _____
_____
_____
_____
_____
_____
_____
_____
_____
_____

USES: _____
_____
_____

RECIPE:

INGREDIENTS:

DIRECTIONS:

USES:

RECIPE:

INGREDIENTS:

DIRECTIONS:

USES:

RECIPE:

_____

INGREDIENTS:

_____
_____
_____
_____
_____
_____
_____
_____
_____

DIRECTIONS:

_____
_____
_____
_____
_____
_____
_____
_____

USES:

_____
_____

RECIPE: _____

INGREDIENTS:
_____
_____
_____
_____
_____
_____
_____
_____
_____

DIRECTIONS:
_____
_____
_____
_____
_____
_____
_____
_____

USES:
_____
_____

RECIPE: _____

INGREDIENTS: _____
_____
_____
_____
_____
_____
_____
_____

DIRECTIONS: _____
_____
_____
_____
_____
_____
_____
_____
_____

USES: _____
_____
_____

RECIPE: _____

INGREDIENTS: _____
_____
_____
_____
_____
_____
_____
_____
_____
_____

DIRECTIONS: _____
_____
_____
_____
_____
_____
_____
_____

USES: _____
_____
_____

RECIPE: _____

INGREDIENTS: _____
_____
_____
_____
_____
_____
_____
_____
_____

DIRECTIONS: _____
_____
_____
_____
_____
_____
_____
_____

USES: _____
_____
_____

RECIPE:
_____

INGREDIENTS:
_____
_____
_____
_____
_____
_____
_____
_____

DIRECTIONS:
_____
_____
_____
_____
_____
_____
_____
_____

USES:
_____
_____
_____

RECIPE: _____

INGREDIENTS: _____

_____
_____
_____
_____
_____
_____
_____
_____
_____

DIRECTIONS: _____

_____
_____
_____
_____
_____
_____
_____
_____
_____

USES: _____

_____
_____

RECIPE:

INGREDIENTS:

DIRECTIONS:

USES:

RECIPE:

INGREDIENTS:

DIRECTIONS:

USES:

RECIPE:

INGREDIENTS:

DIRECTIONS:

USES:

RECIPE:

INGREDIENTS:

DIRECTIONS:

USES:

RECIPE:

INGREDIENTS:

DIRECTIONS:

USES:

RECIPE:

INGREDIENTS:

DIRECTIONS:

USES:

RECIPE: _____

INGREDIENTS:

_____

_____

_____

_____

_____

_____

_____

_____

_____

DIRECTIONS:

_____

_____

_____

_____

_____

_____

_____

_____

USES:

_____

_____

RECIPE: _____

INGREDIENTS: _____
_____
_____
_____
_____
_____
_____
_____
_____

DIRECTIONS: _____
_____
_____
_____
_____
_____
_____
_____

USES: _____
_____
_____

RECIPE:

INGREDIENTS:

DIRECTIONS:

USES:

RECIPE:

_____

INGREDIENTS:

_____
_____
_____
_____
_____
_____
_____
_____
_____
_____

DIRECTIONS:

_____
_____
_____
_____
_____
_____
_____
_____

USES:

_____
_____

RECIPE:

INGREDIENTS:

DIRECTIONS:

USES:

RECIPE: _____

INGREDIENTS: _____
_____
_____
_____
_____
_____
_____
_____
_____
_____
_____

DIRECTIONS: _____
_____
_____
_____
_____
_____
_____
_____
_____

USES: _____
_____
_____

RECIPE:

_____

INGREDIENTS:

_____

_____

_____

_____

_____

_____

_____

_____

_____

DIRECTIONS:

_____

_____

_____

_____

_____

_____

_____

_____

USES:

_____

_____

_____

RECIPE:

INGREDIENTS:

DIRECTIONS:

USES:

RECIPE:

INGREDIENTS:

DIRECTIONS:

USES:

RECIPE:

INGREDIENTS:

DIRECTIONS:

USES:

RECIPE:

INGREDIENTS:

DIRECTIONS:

USES:

RECIPE:

INGREDIENTS:

DIRECTIONS:

USES:

RECIPE:

INGREDIENTS:

DIRECTIONS:

USES:

RECIPE: _____

INGREDIENTS: _____
_____
_____
_____
_____
_____
_____
_____

DIRECTIONS: _____
_____
_____
_____
_____
_____
_____
_____

USES: _____
_____
_____

RECIPE:

INGREDIENTS:

DIRECTIONS:

USES:

RECIPE: _____

INGREDIENTS:
_____
_____
_____
_____
_____
_____
_____
_____

DIRECTIONS:
_____
_____
_____
_____
_____
_____
_____

USES:
_____
_____
_____

RECIPE:

INGREDIENTS:

DIRECTIONS:

USES:

RECIPE: _____

INGREDIENTS:
_____
_____
_____
_____
_____
_____
_____
_____
_____

DIRECTIONS:
_____
_____
_____
_____
_____
_____
_____
_____

USES:
_____
_____

RECIPE:

INGREDIENTS:

DIRECTIONS:

USES:

RECIPE:

_____

INGREDIENTS:

_____
_____
_____
_____
_____
_____
_____
_____
_____

DIRECTIONS:

_____
_____
_____
_____
_____
_____
_____
_____

USES:

_____
_____

RECIPE:

INGREDIENTS:

DIRECTIONS:

USES:

RECIPE:

_____

INGREDIENTS:
_____
_____
_____
_____
_____
_____
_____
_____
_____

DIRECTIONS:
_____
_____
_____
_____
_____
_____
_____
_____

USES:
_____
_____

RECIPE:

INGREDIENTS:

DIRECTIONS:

USES:

Made in the USA
Middletown, DE
06 September 2023

38107405R00057